MÉMOIRE

SUR LA

DÉVIATION CONJUGUÉE DES YEUX

ET LA

ROTATION DE LA FACE

DANS LES LÉSIONS BULBO-PROTUBÉRANTIELLES

A PROPOS D'UNE TUMEUR DE CETTE RÉGION

PAR

Le Dr QUIOC

Chef de clinique ophthalmologique à la Faculté de médecine de Lyon.

PARIS

A. DELAHAYE et E. LECROSNIER, ÉDITEURS

Place de l'École-de-Médecine.

1881

SUR LA

DÉVIATION CONJUGUÉE DES YEUX

ET LA ROTATION DE LA FACE

DANS LES LÉSIONS BULBO-PROTUBÉRANTIELLES

MÉMOIRE

SUR LA

DÉVIATION CONJUGUÉE DES YEUX

ET LA

ROTATION DE LA FACE

DANS LES LÉSIONS BULBO-PROTUBÉRANTIELLES

A PROPOS D'UNE TUMEUR DE CETTE RÉGION

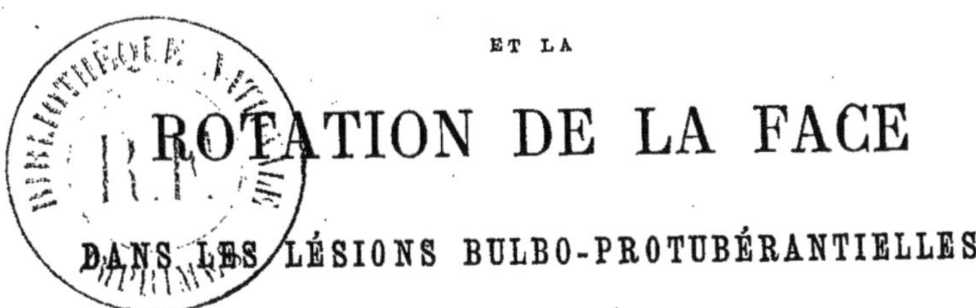

PAR

Le Dr QUIOC

Chef de clinique ophthalmologique à la Faculté de médecine de Lyon.

———— ◄►◄●►◄ ————

PARIS

A. DELAHAYE et E. LECROSNIER, ÉDITEURS

Place de l'École-de-Médecine.

—

1881

MÉMOIRE

SUR LA

DÉVIATION CONJUGUÉE DES YEUX

ET LA ROTATION DE LA FACE

DANS LES LÉSIONS BULBO-PROTUBÉRANTIELLES

A PROPOS D'UNE TUMEUR DE CETTE RÉGION (1)

Historique et introduction.

La déviation conjuguée des yeux, accompagnée ou non de rotation de la face et de phénomènes paralytiques du côté des membres, est une des questions à l'ordre du jour depuis les recherches de Foville, Gubler, Vulpian, Prévost (2) et Lépine (3). Les études de ces différents auteurs ont montré le sens dans lequel devait se faire la déviation, suivant que la lésion occupait ou l'hémisphère cérébral ou l'isthme de l'encéphale. Ils ont énoncé cette loi (Prévost), à savoir, que dans les lésions de l'hémisphère le malade regarde sa lésion et que dans celles de l'isthme il regarde sa paralysie, c'est-à-dire du côté opposé à la lésion.

Mais si cette loi correspondait à la grande majorité des faits, la physiologie pathologique de la déviation des yeux était encore assez obscure. Aussi, ce n'est que récemment, depuis la thèse de Graux (4) sur la paralysie du moteur oculaire externe avec déviation conjuguée, que ce dernier point

(1) Communication faite à la Société des sciences médicales.
(2) Thèse de Paris, 1868.
(3) Thèse d'agrégation, Paris, 1875.
(4) Thèse de Paris, 1878.

de la physiologie et de la pathologie du système nerveux a reçu de véritables éclaircissements.

On sait, en effet, que pour Foville, Ferréol, Math. Duval et Graux, le noyau du moteur oculaire externe est un centre d'action pour la déviation conjuguée des yeux. Les choses se passent alors, d'après ce dernier auteur, de la façon suivante : Le nerf de la sixième paire droite, je suppose, porte l'œil droit en dehors, en agissant sur le muscle droit externe du même côté; mais en même temps, par un filet anastomotique qu'il envoie au noyau de la troisième paire du côté opposé, il excite le muscle droit interne gauche qui entraîne l'œil gauche en dedans, c'est-à-dire en déviation conjuguée.

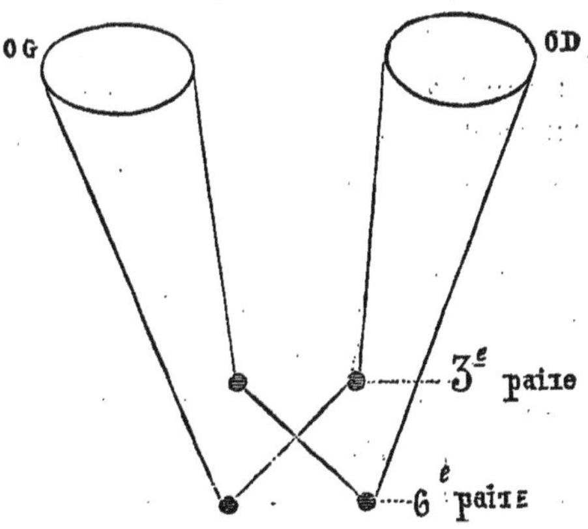

Graux ajoute à ce premier fait la conclusion suivante : Le nerf de la sixième paire n'a une action sur le muscle droit interne du côté opposé que lorsque le muscle droit externe se contracte. Il en résulte que le nerf moteur oculaire externe ne fournit qu'une partie de l'innervation du muscle droit interne ; l'autre portion vient de l'oculo-moteur commun. Cette dernière action se manifeste dans un autre fait d'association musculaire que l'on rencontre également dans la physiologie des muscles de l'œil. Les travaux de Donders nous apprennent, en effet, que toutes les fois que les deux muscles droits internes se contractent, c'est-à-dire pendant la convergence, le muscle ciliaire, qui est sous la dépendance de l'oculo-moteur commun, se contracte également pour produire l'accommodation, de telle sorte que la convergence amène l'accommodation.

A l'appui de ces conclusions, Graux invoque : 1° des recherches anatomiques faites en collaboration avec Math. Duval ; 2° des expériences physiologiques ; 3° enfin des observations cliniques dont quatre avec autopsie.

Cette action du noyau de la sixième paire fut étudiée ultérieurement par Duval et Laborde au point de vue anatomique et physiologique (1). Leurs recherches confirmèrent les conclusions de Graux, sauf sur un point sur lequel je reviendrai.

Enfin, tout récemment Ballet (2) vient de publier une observation de déviation conjuguée des yeux, suivie d'une autopsie décrite avec beaucoup de précision et qui fut une nouvelle preuve à l'appui pour l'opinion de Math. Duval et Laborde.

Outre la déviation conjuguée le malade de Graux présentait une rotation de la face du même côté, et une autre observation, parmi les six qui sont citées dans sa thèse, offrait la même association de symptômes. L'auteur cependant n'entre pas à ce sujet dans de grands détails. Il fait néanmoins remarquer la singularité de cette attitude qui est opposée à celle que l'on a dans les paralysies de la sixième paire. En effet, dans les paralysies de ce nerf, le malade tourne la tête du côté du muscle paralysé, afin de mettre les objets en face de la macula; à *fortiori*, dans une déviation conjuguée à droite, le malade doit-il porter la tête à gauche pour pouvoir distinguer les objets placés en face de lui.

A la remarque précédente, Graux ajoute que cette rotation nomonyme de la face s'est également produite dans toutes les

(1) *Journal de l'anatomie et de la physiologie* de Robin, 1880.
(2) *Progrès médical*, septembre 1880, n° 36.

expériences, où par une action directe sur le bulbe il a pu produire la déviation conjuguée des yeux ; mais il ne donne aucune explication anatomique et physiologique de ce fait.

Un an après la thèse de Graux, Landouzy publia sur la rotation de la face et des yeux un important travail (1). Il y étudie la physiologie pathologique de ces deux symptômes, non-seulement dans les affections cérébrales, mais encore dans les lésions de l'isthme de l'encéphale.

Pour cet auteur, la situation axile de la tête est commandée par l'action synergique de deux centres rotateurs corticaux, occupant chacun un hémisphère. Si l'un de ces centres est excité par une lésion de qualité convulsive, il produira une déviation de la tête ; si, au contraire, la lésion est de nature paralysante, le centre cortical perd son action, et la tête est placée dans la rotation par la prédominance du centre non atteint.

Mais comme d'autre part ces déviations ont été observées non-seulement dans les lésions corticales du cerveau, mais aussi dans des affections des centres ovales, couronnes rayonnantes, pédoncule cérébral et protubérance, Landouzy pense que de l'écorce en bulbe s'étendent des faisceaux dont l'action combinée commande la rotation de la tête et des yeux.

Vers la même époque, Grasset, dans un mémoire présenté à l'Académie de médecine de Montpellier (2), admet également ment l'existence de ces centres rotateurs corticaux, et il donne plusieurs figures où sont dessinées les différents points de l'écorce qui leur sont attribués.

On peut voir d'après ce court aperçu historique que la déviation conjuguée des yeux peut être considérée comme connue au point de vue de son centre d'action *immédiat*. Ce centre se trouve sous le plancher du quatrième ventricule, à sa partie moyenne sous l'eminentia teres. Il est constitué par le noyau du nerf moteur oculaire externe, et toute lésion qui portera sur ce noyau amènera une déviation conjuguée du côté op-

(1) *Progrès médical*, 1879.
(2) *Montpellier médical*, 1879, n° 6.

posé. Comme d'autre part ce noyau est mis en communication avec les organes de la volonté (Lussana), il est très-rationnel d'admettre, et la clinique et l'anatomie pathologique sont là pour le démontrer (Landouzy, Grasset), que si ces fibres de communication sont ou sectionnées ou irritées, il en résultera une action, soit paralysante, soit convulsive, sur le noyau de la sixième paire, et par suite qu'il se produira une déviation conjuguée des yeux par paralysie ou contracture. La déviation des yeux est donc régie par deux centres, l'un immédiat, le noyau de la sixième paire, l'autre éloigné, le centre cortical rotateur. Quant aux fibres qui relient ces deux centres, elles sont entre-croisées pour la plupart des auteurs.

Au point de vue de la rotation de la face, les mêmes considérations se présentent, mais la question du centre d'action immédiat est plus obscure. Cette rotation se fait :

1° Par les muscles sterno-cléido-mastoïdien, trapèze et grand complexus (Sappey); dans ce cas, la rotation se fait toujours du côté opposé au muscle, elle est croisée ; de plus, elle s'accomplit sans inclinaison de la tête, ou, s'il y a inclinaison légère, elle se produit du côté opposé à celui où la tête se tourne.

2° Par les muscles grands et petits droits postérieurs, grand oblique et splénius. Ils dirigent la face de leur côté, et, contrairement aux précédents, ils inclinent toujours la tête, et du côté de la rotation. On peut donc dire que la rotation est directe, puisqu'elle se fait du côté du muscle contracté.

Landouzy donne à la rotation croisée le nom de spinale, parce que, pour lui, elle est produite exclusivement par l'action du nerf spinal sur les muscles sterno-mastoïdiens et trapèze. A la rotation directe il donne le nom de cervicale, parce qu'elle est produite par des muscles innervés par des branches cervicales. Or, les muscles qui président à la rotation croisée sont innervés par la branche externe du spinal et par des branches cervicales. Quelle est de ces deux sources nerveuses celle qui amène la rotation de la face lorsqu'il y a déviation des yeux ? Il est difficile de répondre à cette question. Pour Claude Bernard, en effet, la branche externe du spinal agit plus spécialement dans les phénomènes de l'effort et de l'expiration. Nous venons de voir que pour Landouzy cette branche externe serait en outre associée à la déviation des yeux. D'autre part, les trois muscles de la rotation croisée, sterno-mastoïdien, trapèze et grand complexus reçoivent une forte part de leur innervation par l'intermédiaire des nerfs cervicaux, de telle façon qu'il est difficile de ne pas en tenir compte. Il résulte de tout cela que le centre d'action immédiat de la rotation croisée n'est pas connu d'une façon précise, et qu'il est formé et par les noyaux du spinal et par les masses grises antérieures de la moelle qui sont en relation avec les nerfs cervicaux.

Pour ce qui est de la rotation directe ou cervicale, elle est produite bien évidemment par les masses grises antérieures de la moelle cervicale. Ces masses constituent le second centre rotateur immédiat, celui de la rotation directe.

Quant aux centres éloignés, on retrouve ici les mêmes relations physiologiques que nous avons constatées pour la déviation des yeux. En effet, les noyaux rotateurs sont mis en communication avec les couches corticales volontaires, et ils pourront subir toutes les influences pathologiques, suivant que ces fibres de connexion ou les centres eux-mêmes seront irrités ou sectionnés ; dans les deux cas il en résultera toujours une rotation de la face. Landouzy admet que les fibres qui relient le centre cortical aux noyaux du spinal, centre pour lui de la rotation croisée, ont un trajet direct. Cette opinion s'accorde parfaitement avec la position de la face dans les affections hémisphériques, puisque dans les hémorrhagies cérébrales, le malade regarde sa lésion ; il faut donc pour cela que ce soit le sterno-mastoïdien du côté de la lésion qui soit paralysé, puisque c'est celui du côté opposé qui agit.

Pour la rotation directe, je crois qu'elle est reliée à l'écorce cérébrale par l'intermédiaire de faisceaux croisés. Le même centre cérébral gauche doit pouvoir, en effet, commander pour tourner la tête à droite, je suppose, et au sterno-mastoïdien gauche et au splénius droit grand oblique droit. On verra plus loin que les faits cliniques autorisent également cet entre-croisement qui se fait dans les pyramides ou dans les faisceaux intermédiaires du bulbe, ainsi que nous l'enseigne l'anatomie.

L'existence de ces centres corticaux rotateurs et leur influence ont été confirmées par de nombreux faits physiologiques et cliniques (Ferrier, Landouzy, Grasset); mais il s'est trouvé d'autres faits qui ne paraissent pas suivre ces lois, et en 1880, à la clinique ophthalmologique de M. le professeur Gayet, il s'est présenté un malade qui doit être rangé dans cette dernière catégorie. Ce malade était porteur depuis deux mois d'une déviation conjuguée à droite par paralysie du droit externe gauche, inaction conjuguée du droit interne droit et d'une rotation de la face à droite ; vertiges ; pas d'autres phénomènes paralytiques à la face et aux membres. La déviation conjuguée fut attribuée à la lésion de Graux, c'est-à-dire à une tumeur de la moelle allongée ayant lésé le noyau du moteur oculaire externe gauche. Quant à la rotation de la face qui était croisée, c'est-à-dire sans inclinaison de la tête du côté de la rotation, elle ne répondait pas aux conclusions de Landouzy. En effet, chez notre malade la rotation n'était due ni à une paralysie du sterno-mastoïdien droit, le malade pouvant très-facilement de lui-même porter la tête à gauche, ni à une contracture du sterno-mastoïdien et trapèze gauche, en vertu du symptôme précédent et parce qu'on ne sentait aucune raideur sous la peau. Comme, d'une part, il n'y avait pas de contracture, et que, d'autre part, la volonté du malade manifestait très-bien son action sur les deux sterno-mastoïdiens, je fus obligé de chercher une explication de ce fait ailleurs que dans les centres corticaux volontaires. Voici celle que je propose :

Nous avons vu précédemment que, d'après Landouzy, les nerfs rotateurs de la face et des yeux avaient deux centres d'action ou plutôt deux amas de substance grise qui étaient chargés de leur fournir l'influx nerveux ; 1° la substance grise qui constitue leur noyau ; 2° la substance corticale cérébrale.

Mais il est dans l'encéphale une troisième masse grise très-importante, les ganglions de la base du cerveau, dont deux sont de nature réflexe (Meynert), les couches optiques et les tubercules quadrijumeaux. Or, des deux noyaux gris qui nous occupent, celui de l'abducens et ceux des nerfs rotateurs, le premier, d'après Meynert, est en connexion avec les tubercules quadrijumeaux ; quant aux seconds, j'espère pouvoir démontrer en ce mémoire, par l'anatomie et la physiologie, que les noyaux rotateurs de la face sont également en connexion avec les tubercules quadrijumeaux. Ces relations directes étant démontrées, de même que nous avons admis que la lésion des fibres de communication du noyau du spinal (Landouzy) avec le centre cortical, donnait lieu à des symptômes de rotation, de même il est rationnel d'admettre que la lésion des faisceaux reliant les tubercules quadrijumeaux aux noyaux rotateurs donnera lieu aussi à des troubles fonctionnels de ces derniers.

Ces troubles ne sont pas absolument les mêmes, puisque dans un cas le noyau est relié à un centre volontaire, et dans l'autre à des centres réflexes. Dans le premier cas, la fibre sectionnée ne transmettra plus l'incitation volontaire, et par suite il y aura de la paralysie. Dans le second cas, c'est la tonicité musculaire qui ne sera plus transmise au muscle. Dans ces conditions, il n'y aura plus paralysie, mais prédominance tonique du muscle non atteint ; d'où changement dans l'attitude, celle-ci résultant de l'équilibre du pouvoir tonique des muscles. Mais cette modification de l'attitude ou déviation présentera ce caractère important, de pouvoir pendant un moment revenir à sa position première sous l'influence de la volonté ; car celle-ci a conservé ses rapports avec les noyaux d'origine des nerfs.

Il résulte donc de ce qui précède que dans ce mémoire j'essaierai de démontrer : 1° par l'anatomie et la physiologie que les noyaux des nerfs rotateurs de la face reçoivent une influence non-seulement des centres corticaux, mais aussi de ganglions réflexes, tubercules quadrijumeaux ; 2° par la clinique et l'anatomie pathologique, que la section des fibres de communication amène une diminution dans la tonicité des muscles rotateurs. Il est par cela même nécessaire de donner un résumé rapide de l'anatomie et de la physiologie de l'isthme de l'encéphale, relativement au point de vue des voies motrices et réflexes ; puis enfin d'exposer l'observation et l'autopsie du malade. Les notions d'anatomie et de physiologie ont été résumées d'après l'excellent travail de Huguenin (1), Meynert (2), Lockard-Clarke (3), de Math. Duval (4), et surtout d'après les belles préparations microscopiques du système nerveux que M. le professeur Pierret a bien voulu mettre à ma disposition, et que je remercie ici bien vivement pour tous les excellents conseils qu'il m'a donnés dans l'exécution de ce travail.

Anatomie et physiologie.

On sait que les fibres émanées de la substance grise corticale des hémisphères cérébraux viennent presque toutes converger vers des ganglions situés à la base du cerveau, corps opto-striés, tubercules quadrijumeaux ; l'ensemble de ces faisceaux a reçu le nom de couronne rayonnante. D'autres fibres relient un des hémisphères à l'autre, ou une partie d'un hémisphère à un autre point du même hémisphère ; la réunion de ces fibres a reçu le nom de système des commissures. Nous ne nous étendrons pas sur l'anatomie topographique de ces différentes régions, parce qu'elles ne rentrent pas dans notre cadre. Il n'en est plus de même pour les gros ganglions de la base du cerveau et pour les fibres qui en descendent. Si, en effet, nous enlevons la substance corticale grise du cerveau et du cervelet, les parties blanches des hémisphères jusqu'aux masses centrales grises, et si nous

(1) Traduction Keller et Duval, 1879.
(2) *Manual of histology by Stricker*, 1875.
(3) *Philosophical transactions*, 1857.
(4) *Journal de l'anatomie et de la physiologie* de Robin, 1879-1880.

détachons le cervelet de ses pédoncules, il nous restera les parties suivantes :

1° Les gros ganglions du cerveau, corps opto-striés.

2° Les faisceaux de fibres blanches qui descendent de ces ganglions et qui constituent ce qu'on appelle le pédoncule cérébral. Ce pédoncule a été divisé en deux parties : l'une antérieure, qui est appelée ou étage inférieur du pédoncule ou simplement pédoncule par les auteurs allemands; l'autre postérieure, qui porte le nom d'étage supérieur, ou d'après les auteurs allemands, de tegmentum ou calotte.

3° Au-dessous de la couche optique et en arrière du pédoncule cérébral, les tubercules quadrijumeaux avec leurs prolongements vers la moelle allongée.

4° La moelle allongée dans laquelle nous retrouvons les prolongements des ganglions précédents, les rameaux radiculaires des nerfs crâniens et une série d'organes accessoires. Les différentes parties que nous venons de nommer sont disposées autour d'un canal qui a reçu de Meynert le nom de canal encéphalo-médullaire. Il s'étend depuis le troisième ventricule, l'aqueduc de Sylvius et le quatrième ventricule jusque dans la moelle épinière. Ce canal est environné dans toute son étendue par de la substance grise dans laquelle on distingue plus spécialement des ganglions ou noyaux étagés les uns au-dessus des autres.

Revenons maintenant sur la situation topographique des régions qui sont dans un rapport direct avec notre travail.

Immédiatement derrière les couches optiques, à la limite postérieure du troisième ventricule, se trouvent les tubercules quadrijumeaux. La partie superficielle des tubercules quadrijumeaux est complètement blanche; elle doit cet aspect à un stratum assez épais de fibres blanches qui recouvre les parties centrales grises. Des bords externes de ces éminences partent deux faisceaux de fibres, dirigés en haut et en dehors, et appelés bras du tubercule. Ils passent sous la partie postérieure des couches optiques et se rendent à l'écorce cérébrale; ils font donc partie de la couronne rayonnante, puisqu'ils vont d'un noyau de la base à l'écorce cérébrale.

Si l'on se reporte (figure 2), à la surface des pédoncules cérébelleux supérieurs, vers leurs bords externes, on distingue deux faisceaux séparés par un sillon, et qui ont été appelés rubans de Reil; l'un est le faisceau superficiel, l'autre le faisceau profond. Le ruban de Reil se compose de fibres qui descendent des tubercules quadrijumeaux obliquement en dehors et en bas pour se jeter dans les faisceaux de la moelle allongée. De chaque côté du ruban est un épais faisceau qui n'est autre chose que la partie la plus externe du pédoncule cérébral ; car l'ensemble des deux pédoncules forme une masse plus large que celle des tubercules quadrijumeaux et de la calotte.

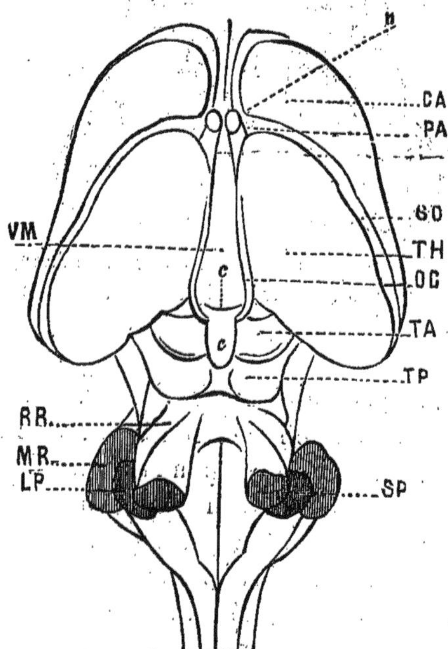

Fig. 2 (1). — VM ventricule moyen. TA, TP tubercule quadrijumeau antérieur et postérieur avec leur prolongement ou bras passant sous la couche optique. TH couche optique. CA corps strié. C glande pinéale. MR pédoncule cérébelleux moyen. LP pédoncule cérébelleux inférieur. SP pédoncule cérébelleux supérieur. RR ruban de Reil.

(1) Les figures 2, 3, 4, 5, 6 ont été dessinées d'après Huguenin.

Si nous faisons, en effet, une coupe antéro-postérieure à travers cette région, et au niveau des tubercules inférieurs, nous y distinguerons trois couches : la plus antérieure et la plus large est formée par deux épais faisceaux, ce sont les pédoncules cérébraux des auteurs allemands. La seconde couche ou couche moyenne renferme principalement les pédoncules cérébelleux supérieurs, et les prolongements de la couche optique vers la moelle allongée ; elle constitue la calotte ou tegmentum. Tout à fait en arrière enfin on voit les tubercules quadrijumeaux.

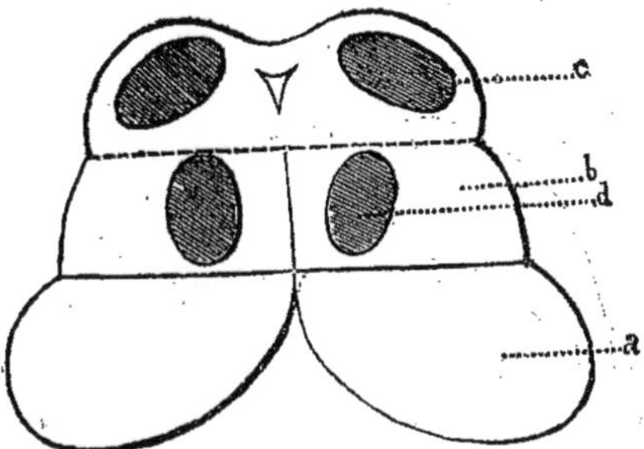

FIG. 3. — *c* Tubercules quadrijumeaux. *e* Coupe de l'aqueduc de Sylvius. *b* Calotte dans laquelle sont les pédoncules cérébelleux supérieurs *d*. *a* Pédoncule cérébral.

Le quatrième ventricule (fig. 4) est situé à la partie postérieure de la moelle allongée ; il a une forme losangique à grand axe longitudinal, correspondant au sillon médian de la moelle. Il offre en haut et en bas des angles aigus, et sur les côtés des angles obtus. L'angle supérieur est formé par les deux pédoncules cérébelleux supérieurs ; l'angle inférieur par les pédoncules cérébelleux inférieurs. Le quatrième ventricule est divisé en deux parties symétriques par une ligne médiane transversale perpendiculaire au grand axe ; cette ligne correspond à peu près à la direction des fibres du nerf acoustique. Au-dessus de cette ligne, de chaque côté du sillon médian longitudinal, se trouve une saillie appelée *eminentiœ teretes*, sous lesquelles se trouve le noyau commun du facial et de l'abducens. Dans la partie inférieure, tout près de la li-

gne médiane, est une éminence triangulaire à pointe dirigée
vers le bas, elle recouvre le noyau de l'hypoglosse. Une seconde
éminence, à pointe dirigée vers le haut, se voit immédiatement en dehors de la première, elle correspond au noyau
du pneumogastrique. Tout à fait en dehors est celui du
glosso-pharyngien.

Ces notions topographiques étant connues, il nous faut
exposer les trajets des fibres blanches qui mettent en connexion les divers amas gris.

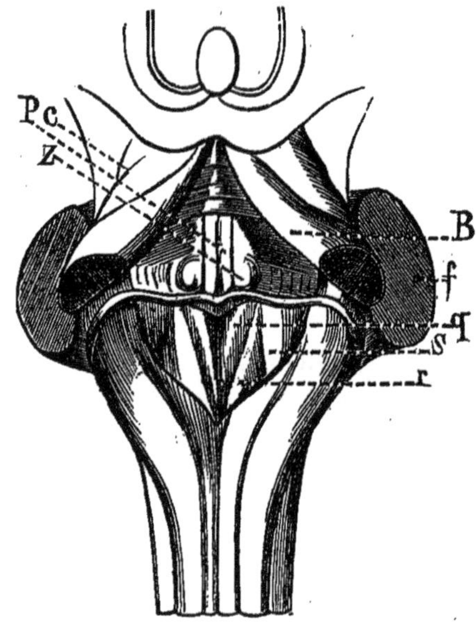

Fig. 4. — C ruban de Reil. B pédoncule cérébelleux supérieur. P fasciculus teres. Z noyau commun du facial et de l'abducens. ƒ Pédoncule
cérébelleux moyen. q Noyau de l'hypoglosse. s Noyau du glosso-pharyngien. r Noyau du pneumo-gastrique.

Meynert et Huguenin ont divisé de la façon suivante les
faisceaux de fibres nerveuses qui unissent, elles, les différentes masses de substance grise. a. On trouve d'abord un
premier système, système de projection du premier ordre. Il
est constitué par l'ensemble des fibres qui vont en diver-
geant des ganglions de la base, corps opto-striés, tubercules quadrijumeaux, vers la couche corticale des hémis-

phères. Cet ensemble de fibres forme la couronne rayonnante et renferme les voies motrices et sensitives (fig. 5 et 6). On

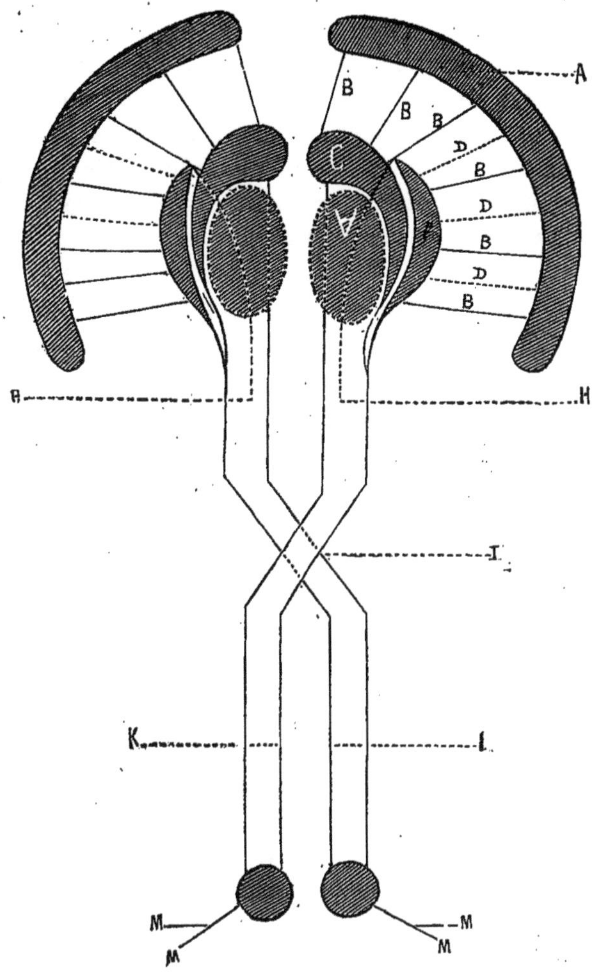

FIG. 5. — *Schéma des connexions du corps strié.* — A couche grise corticale des hémisphères. B B D D faisceau de la couronne rayonnante du corps strié. C f corps strié. v couche optique. H H système de projection du second ordre, émané du corps strié. I entre-croisement des pyramides. K cordons antéro-latéraux de la moelle. L cornes antérieures. M M nerfs moteurs périphériques.

n'a pas marqué les voies sensitives, car elles ne rentrent pas dans le cadre de ce mémoire.

b. De la partie périphérique des ganglions de la base part un second système de fibres qui se dirige en bas et se termine dans la substance grise du canal encéphalo-médullaire, c'est-à-dire dans la substance grise épendymaire. Nous donnerons, d'après Meynert, le nom de système de projection du deuxième ordre à cette seconde partie des fibres longitudinales des centres nerveux (fig. 5 et 6). Comme le canal encéphalo-médullaire s'étend depuis l'aqueduc de Sylvius jusqu'à la partie inférieure de la moelle, il en résulte que les fibres du système de projection du second ordre auront un chemin d'une longueur très-variable à parcourir ; certaines fibres se terminent déjà au-dessus de l'isthme (noyau de l'oculo-moteur) ; d'autres fibres gagnent la substance grise du quatrième ventricule, noyau commun du facial et du moteur oculaire externe, hypoglosse ; d'autres, enfin, se terminent à des hauteurs très-diverses de la substance grise médullaire. Ces faisceaux du second ordre sont donc remarquables par leurs longueurs diverses et leur direction longitudinale. On voit également qu'ils constituent en grande majorité les faisceaux de substance blanche de l'isthme de l'encéphale, où ils présentent la disposition suivante :

Les fibres descendantes venues du corps strié (fig. 5 et fig. 3) se réunissent aussitôt après leur sortie à ce ganglion en un faisceau particulier, l'étage inférieur du pédoncule cérébral, ou le pédoncule cérébral proprement dit de Meynert. De même les fibres venues de la couche optique et des tubercules quadrijumeaux se réunissent en un faisceau qui se place au-dessus et en arrière du pédoncule cérébral, et qui constitue la calotte (voyez fig. 6 et 3).

Le système de projection du second ordre se compose donc, dans l'isthme, de deux faisceaux, le pédoncule et la calotte, anatomiquement et physiologiquement bien séparés et qui ne se réunissent que plus bas dans la moelle épinière pour constituer les cordons antéro-latéraux. Je dis physiologiquement séparés, car le pédoncule est la voie volontaire, la calotte au contraire la voie réflexe. Les corps striés, en effet, origine du pédoncule, sont traversés par des fibres qui conduisent les incitations volontaires à la périphérie. D'autre part les couches optiques et les tubercules quadrijumeaux origine de la calotte, sont des ganglions de nature réflexe.

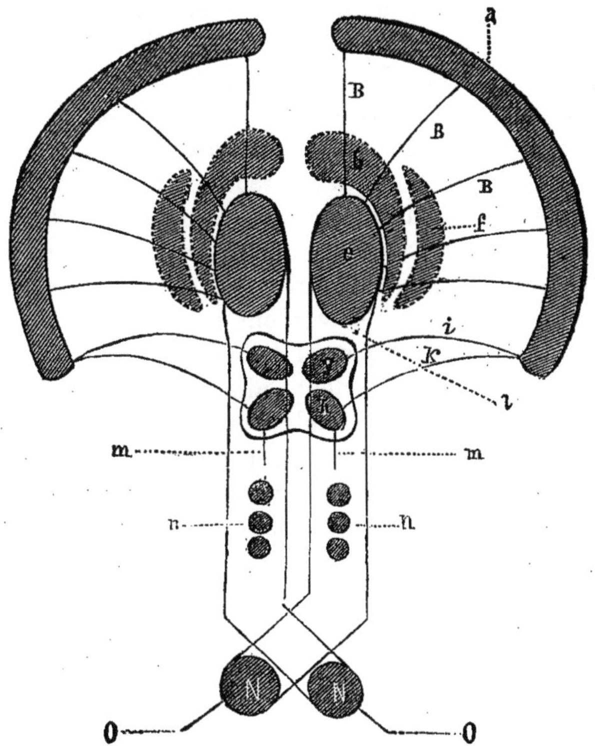

Fig. 6. — *Schéma des connexions de la couche optique et des tubercules quadrijumeaux.* — *a* Écorce grise des hémisphères. B B couronne rayonnante de la couche optique. *b f* Corps strié. *e* Couche optique. *i* Bras du tubercule quadrijumeau antérieur. *k* bras du tubercule quadrijumeau postérieur. *l* Système de projection du second ordre, venant de la couche optique, région de la calotte. *g h* Tubercules quadrijumeaux. *m m* Système de projection du second ordre venant des tubercules quadrijumeaux et se réunissant aux faisceaux de la calotte. *n n* Noyau des nerfs de la moelle allongée. N N substance grise de la moelle. O nerfs moteurs périphériques.

C'est, d'après Huguenin, la découverte capitale de Meynert, d'avoir démontré la différence physiologique de ces fibres.

Les faisceaux du pédoncule forment une masse compacte que l'on n'a pas divisée.

Les faisceaux de la calotte, au contraire, ont été divisés en plusieurs couches.

Nous trouvons : 1° en arrière le faisceau longitudinal postérieur qui de la substance innominée de la couche optique va se perdre dans les cordons antéro-latéraux, après avoir longé l'aqueduc de Sylvius et le quatrième ventricule ; 2° plus en avant, les faisceaux descendants de la couche optique, qui suivent la même direction que le précédent ; 3° les feuillets superficiel et profond du ruban de Reil. Or, ces deux faisceaux viennent directement des tubercules quadrijumeaux ; ils descendent d'abord sur les parties latérales de la calotte, puis vont se terminer dans les cordons antéro-latéraux.

L'ensemble de ces faisceaux de la calotte constitue, d'après Huguenin, le champ moteur, ainsi dénommé parce que les fibres qui le composent conduisent à la substance grise du canal encéphalo-médullaire l'influx nerveux parti des ganglions réflexes de la base du cerveau. (Voyez figure 6.)

Il y a une remarque importante à faire au sujet de ces fibres du champ moteur, c'est que, d'après Meynert et Huguenin, elles ne sont pas entre-croisées dans la moelle allongée, mais qu'elles le sont très-probablement dans la moelle épinière. On verra l'importance de cette opinion lorsque nous étudierons la rotation de la face. Les nerfs rotateurs cervicaux et branche externe du spinal sont dans la moelle épinière ; par conséquent ils reçoivent des ganglions réflexes une influence croisée ; le noyau de l'abducens qui est dans l'isthme reçoit au contraire une influence directe.

Les faisceaux du second ordre présentent de plus un grand intérêt pour notre cas, puisque c'était au milieu d'eux que se trouvait logée la tumeur de notre malade, et qu'il était impossible d'admettre qu'elle n'en ait pas lésé quelques-uns.

c. De la substance grise du canal encéphalo-médullaire part une troisième catégorie de fibres, système de projection du

troisième ordre. Ce système est représenté par les nerfs périphériques, qui vont des noyaux de la moelle allongée et de
la substance grise de la moelle épinière vers les organes où
ils se terminent. Ces fibres, au lieu d'une direction longitudinale, comme celle du second ordre, présentent au contraire,
dans leur généralité, une direction perpendiculaire ou oblique à l'axe gris. Je décrirai ici seulement, et succinctement,
les origines centrales des quatre nerfs qui nous intéressent
dans ce travail; les nerfs de la troisième, sixième, douzième
paire et les premiers nerfs cervicaux.

Le noyau de l'oculo-moteur est visible sur une coupe
transversale passant, en arrière, au niveau du tubercule quadrijumeau antérieur, en avant, un peu au-dessus du bord
supérieur de la protubérance; sur cette coupe, il se trouve
entre le faisceau longitudinal postérieur en avant et l'aqueduc de Sylvius en arrière. Nous devons à Meynert la connaissance d'un certain nombre de fibres déliées qui sortent du
tubercule quadrijumeau antérieur pour se jeter dans le
noyau de l'oculo-moteur. Cette découverte de Meynert nous
donne la démonstration anatomique de ce fait, que les tubercules quadrijumeaux, centre réflexe pour les mouvements
des yeux, se trouvent en rapport avec la troisième paire;
une pareille connexion était une nécessité physiologique.

Le noyau de l'abducens et du facial a été décrit plus haut
(voyez fig. 4). Il correspond assez exactement, lui et les fibres
qui en émanent, à un plan qui passerait, en arrière, par la
ligne transversale qui relie les angles latéraux du losange,
et en avant un peu au-dessus du bord inférieur de la protubérance (fig. 7). La coupe ne contient pas la terminaison
de l'abducens, parce qu'il est refoulé un peu en bas par le
bord inférieur de la protubérance. La région ainsi déterminée par ce plan a une grande importance au point de vue
de la déviation conjuguée des yeux; elle renferme, en effet,
le noyau et le nerf de la sixième paire qui est l'agent de cette
déviation. Toutes les tumeurs qui produisent la déviation
des yeux par action immédiate, directe, sur le nerf moteur
oculaire externe doivent donc envahir cette région que nous

appellerons bulbo-protubérantielle, puisqu'elle se trouve à la limite du bulbe et de la protubérance.

Le noyau de l'abducens offre en outre des connexions remarquables. Meynert pense, en effet, qu'il est relié aux tubercules quadrijumeaux comme l'oculo-moteur, et il attribue le rôle de faisceau d'union au faisceau transverse du pédoncule de Gudden (1). Le noyau de la sixième paire envoie également une anastomose au moteur oculaire commun du côté opposé (Graux, Math. Duval).

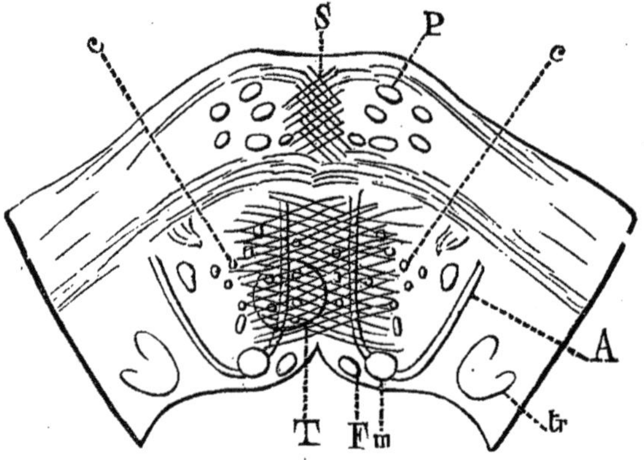

Fig 7. — Coupe antéro-postérieure représentant la région bulbo-protubérantielle, à l'union du bulbe et de la protubérance. — S raphé. *m* Noyau commun du facial et de l'abducens. F coupe du fasciculus teres. A tronc du facial. B tronc de l'abducens. P pyramides antérieures. *c c* Coupe des faisceaux longitudinaux du champ moteur *t r* Trijumeau. T tumeur.

Les noyaux du spinal se trouvent à la partie supérieure de la moelle, au-dessous du noyau de l'hypoglosse (fig. 8). Ils s'étendent sous la forme d'une colonne très-allongée, jusqu'à la hauteur de la cinquième vertèbre cervicale; à ce niveau, ils se trouvent au côté externe de la corne antérieure, d'où partent les nerfs cervicaux. Nous avons vu dans les lignes précédentes que les noyaux oculo-moteur et abducens sont en connexion avec des fibres longitudinales de la calotte,

(1) Huguenin, page 204.

qui les relient aux ganglions réflexes de la base du cerveau. Or, les noyaux du spinal sont aussi en connexion avec des fibres longitudinales de la calotte, ainsi que le montre le dessin ci-dessous d'une coupe microscopique, faite par M. le professeur Pierret, et qu'il a bien voulu mettre à ma disposition. De plus, la corne antérieure de la moelle cervicale, d'où partent les nerfs de ce nom, est également en rapport avec ces mêmes fibres longitudinales, ainsi que nous l'avons vu plus haut dans l'étude du système de projection du second ordre.

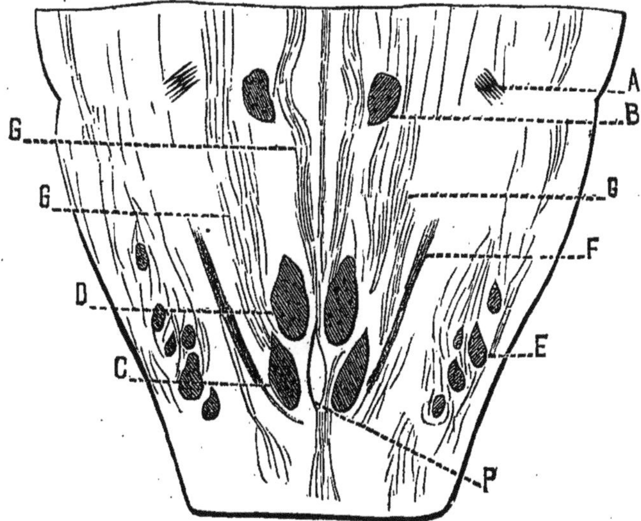

Fig. 8. — Coupe longitudinale du bulbe faite sous le plancher du quatrième ventricule, partie inférieure. — A coupe du nerf facial. B noyau commun du facial et de l'abducens. C noyau du spinal. D Noyau de l'hypoglosse. E noyau et racines inférieurs du trijumeau. P canal de l'épendyme. G système des fibres longitudinales. F. colonnes grêles.

Or, parmi ces fibres, ainsi en connexion avec les deux centres rotateurs immédiats, je crois qu'il en est quelques-unes qui mettent ces centres spécialement en rapport avec les tubercules quadrijumeaux. L'anatomie ne peut que confirmer cette proposition, puisqu'on a vu plus haut que, parmi les faisceaux de la calotte, on compte les feuillets du ruban de Reil qui vont se jeter directement dans les tubercules quadrijumeaux. Mais l'anatomie est insuffisante pour nous faire suivre ces fibres depuis les tubercules jusqu'aux deux centres rotateurs immédiats; c'est aux expériences physiologiques à nous démontrer la réalité de cette connexion.

A part les mouvements de l'iris par action sur l'oculomoteur, l'excitation mécanique ou électrique des tubercules quadrijumeaux n'a pas donné de résultats bien positifs entre les mains de Flourens, Valentin, Budge, Ferrier. Ces différents auteurs n'ont obtenu des effets que lorsque l'électrisasation excitait les faisceaux du champ moteur et du pédoncule situés au-dessous des tubercules. Ils remarquèrent alors des contractions des muscles de la nuque, des mouvements de manége, etc. Mais un physiologiste bien connu de Vienne, Adamück (1) a été plus heureux. En excitant la surface du tubercule antérieur du côté droit, par exemple, les yeux subissaient une déviation conjuguée à gauche par excitation du noyau de la sixième paire gauche, ce qui indique que la marche des fibres dans ces tubercules est croisée (voy. fig. 9); de plus, lorsque l'excitation était suffisamment prolongée, la tête elle-même participait à ces déviations.

Les résultats sont bien plus nets encore si l'on vient à exciter les tubercules quadrijumeaux au moyen de leur incitant naturel, c'est-à-dire la lumière. Il serait difficile, en effet, de trouver une expérience plus démonstrative pour la thèse que je soutiens, que la suivante, qui a été faite par Longet et qu'il rapporte en ces termes (2) : « Sur différents mammifères et sur des pigeons, j'ai enlevé complètement les hémisphères cérébraux, en ménageant avec le plus grand soin les couches optiques proprement dites et le reste de l'encéphale. L'animal étant placé dans l'obscurité, toutes les fois que j'approchais brusquement une lumière de ses yeux, l'iris se contractait et souvent même le clignement

(1) *Centralblatt der med Wissench.*, 1870, nº 5,
(2) Longet, 3ᵉ édition, t. III, p. 406.

avait lieu ; mais, chose remarquable, aussitôt que j'imprimais un mouvement circulaire à la bougie enflammée, l'animal exécutait un mouvement analogue avec sa tête. Ces effets ont été reproduits chaque jour en présence de personnes qui assistaient à mes leçons, sur de jeunes chats, des chiens et des lapins. »

On voit par cette expérience que lorsque la lumière venait à se déplacer d'un côté, la tête se tournait dans le même sens ; il fallait donc pour cela que les tubercules quadrijujumeaux, centre des nerfs optiques, transmissent cette impression aux noyaux rotateurs de la face. On ne peut pas ici faire intervenir la volonté, puisque le cerveau tout entier était enlevé ; cette rotation se faisait donc exclusivement par un mouvement réflexe.

Ce que la physiologie expérimentale vient de nous démontrer, l'étude de la rotation de la face le confirme également. En effet, on ne peut que difficilement tourner ses regards d'un coté sans que la tête ne se tourne dans le même sens ; il faut l'intervention de la volonté pour empêcher cette association, ce qui donne à penser qu'habituellement elle se fait instinctivement par un mouvement réflexe. Les choses se passent alors de la façon suivante (fig. 9, planche détachée) :

Lorsqu'un objet est placé, je suppose, à droite de l'observateur, les rayons envoyés par cet objet viennent frapper la partie interne de la rétine droite et la partie externe de la rétine gauche. Cette impression est transmise par le nerf optique gauche au tubercule quadrijumeau antérieur du côté gauche et de là au tubercule postérieur droit, car les transmissions dans les tubercules sont croisées d'après Longet et Adamück.

Or, les objets sont mieux vus par la macula lutea, qui est au centre de la rétine, que par tout autre point périphérique. Il en résulte que les tubercules quadrijumeaux, centre réflexe, sensitif et moteur, agissent sur le noyau de la sixième paire droite qui, par son anastomose avec la troisième paire du côté opposé, et par ses fibres propres, porte alors les yeux dans la déviation conjuguée à droite pour mettre la macula en face de l'objet. Mais comme en même temps cette action du moteur oculaire externe demanderait trop de fatigue si l'objet est placé très-latéralement, les tubercules quadrijumeaux envoient une incitation à l'un des centres rotateurs immédiats de la tête, pour la porter dans le même sens, c'est-à-dire à droite. Je dis l'un des centres rotateurs, parce que cette action du tubercule quadrijumeau se manifestera sur le centre de la déviation croisée ou spinale, si la tête doit rester droite dans sa rotation. Si, au contraire, la rotation de la tête doit se faire avec inclinaison, en même temps qu'il y a action des obliques de l'œil par exemple, les tubercules agissent sur le centre de la rotation directe, qui, comme nous l'avons vu, amène l'inclinaison de la tête. Il est très-probable, en effet, que les noyaux de la quatrième paire présentent avec les ganglions de la base de l'encéphale les mêmes relations que les autres nerfs qui président aux mouvements des yeux. On aurait pu les ajouter sur le schéma ci-contre, mais on n'a pas encore de démonstration anatomique ou physiologique de ce fait.

Clinique et anatomie pathologique.

Dans les pages qui précèdent, nous avons fait voir, de par l'anatomie et la physiologie, qu'il y avait un centre réflexe agissant sur les noyaux rotateurs de la face, et que ce centre était constitué par les tubercules quadrijumeaux. Il nous reste à confirmer l'existence de ce centre réflexe par la clinique et l'anatomie pathologique, c'est-à-dire à faire voir que la rotation de la face est sous la dépendance non-seulement d'un centre cortical volontaire, mais aussi d'un pouvoir réflexe. On aura vérifié cette proposition :

1° Par la clinique, si l'on donne l'histoire d'un malade dont l'état fonctionnel des muscles ne pouvait s'expliquer que par la suppression d'une influence réflexe, c'est-à-dire que ces muscles avaient perdu leur tonicité tout en conservant leur contractilité volontaire ;

2° Par l'anatomie pathologique, si l'on montre que la lésion qui a amené cette perte de tonicité siégeait sur le trajet
des fibres qui unissent les tubercules quadrijumeaux aux
noyaux rotateurs. Ce sont ces différents points que nous
allons exposer en donnant l'observation et l'autopsie de
notre malade.

OBSERVATION I (personnelle).

André D..., âgé de 54 ans, est entré le 15 février 1880 à la
salle Saint-Charles, clinique de M. le professeur Gayet. Ce
malade se plaint d'avoir eu toujours la vue un peu faible
depuis l'âge de 30 ans; il n'a jamais eu de maladies graves,
pas de syphilis, pas de rhumatisme articulaire aigu. Depuis
trois mois, céphalalgie assez forte et presque continue, sans
localisation précise.

Depuis deux mois il a remarqué que sa vue était gênée
par ce fait qu'il avait les yeux constamment tournés à droite.
Il n'eut pas de diplopie, il n'eut jamais de fièvre, pas d'attaque convulsive ou de paralysie des membres, pas de vomis-
sements.

A son entrée, on constate que le malade porte la tête à
droite non inclinée, et les yeux et la face tournés vers la droite.
Lorsqu'on voulait faire regarder le malade à gauche, les
deux yeux étant ouverts, les deux cornées ne pouvaient dé-
passer la ligne médiane. Si, au contraire, l'œil gauche étant
fermé, on faisait regarder un doigt placé sur la gauche du
malade à la distance de 0,30 cent., l'œil droit se déviait notablement plus en dedans que dans l'expérience précédente ;
il dépassait la ligne médiane, mais il n'arrivait pas autant
en dedans que dans l'état normal. On n'a pas examiné si les
deux yeux étant ouverts, le malade pouvait faire converger
facilement les deux yeux vers un point rapproché; mais le
fait qu'en regardant avec l'œil droit un objet proche, la cor-
née se déviait notablement plus en dedans, indique que
le droit interne n'était qu'incomplètement paralysé. Pupilles
égales et mobiles, pas de paralysie d'autre muscle de l'œil.

Quant à la position de la face, elle était habituelle ; on a cherché si elle était due soit à une contracture du sterno-mastoïdien gauche, soit à une paralysie du droit. On ne constata pas de contracture, car on ne sentait pas sous la peau de raideur formée par le sterno-mastoïdien gauche, non plus que par le trapèze. D'autre part, le malade pouvait facilement, lorsqu'on le lui disait, porter la tête à gauche. Lorsqu'on attirait plus son attention de ce côté, la face reprenait sa première position.

Pas de paralysie de la motilité, soit aux membres supérieurs et inférieurs, soit à la face. Quoique tous les mouvements fussent possibles, le malade ne se sentait pas très-solide sur ses jambes ; il hésitait en marchant, il avait des vertiges, phénomènes dus peut-être en grande partie à la déviation des yeux. Pas de lésion de la sensibilité autre que la céphalalgie.

Vue $= 0,7$ œil droit, $0,8$ œil gauche avec verres convexes 2 dioptries. — Rien dans les urines.

Le diagnostic porté pendant la vie fut : tumeur de la moelle allongée ayant détruit le noyau du moteur oculaire externe gauche, et par suite ayant coupé l'anastomose qui l'unit à l'oculo-moteur droit.

Le 21 février, six jours après son entrée, le malade prend une pleuro-pneumonie gauche dont il meurt au bout de quelques jours.

Autopsie faite par M. le professeur Pierret :

Les deux pupilles sont également dilatées. Pas de traces d'atrophie musculaire.

Crâne : Pas de lésions ni d'ecchymoses du péricrâne, pas d'asymétrie de la base du crâne. Volume égal des deux nerfs optiques. Pas de traces de méningite ancienne ou récente à ce niveau. Il en est de même pour les troisième et sixième paires. La cinquième paire est saine, les artères de la base sont intactes. Rien à noter de particulier à l'œil nu sur les circonvolutions cérébrales, en les considérant à travers les méninges. Pas d'asymétrie des pédoncules cérébraux. Les méninges se détachent facilement partout. Pas d'atrophie des circonvolutions des deux hémisphères. Aucune trace de lésion profonde ou superficielle dans les deux hémisphères. En coupant la protubérance perpendiculairement à son axe et dans un plan passant à un centimètre au-dessous de l'origine apparente des trijumeaux, on met à découvert dans l'intérieur du bulbe prolongé, et dans le côté gauche, une tumeur du volume d'une noisette dont le centre est jaune clair et la périphérie rosée.

Situation : En avant des eminentiæ teretes du côté gauche, sans intéresser le noyau commun du facial et de l'abducens. Mais sa situation lui permet d'interrompre le cours de l'abducens gauche, et par un petit prolongement du côté droit, elle sectionne une partie du raphé. (Voy. fig. 7.)

Thorax : Pleuro-pneumonie gauche. Pas de tubercules.

Reins : Pas de lésions.

Cœur :   id.

Nulle part on ne trouve traces de tubercules.

Cette observation et l'autopsie qui lui a fait suite confirment explicitement tous les faits anatomiques et physiologiques exposés précédemment, soit pour la rotation de la face, soit pour la déviation des yeux.

Rotation de la face.

La rotation à droite présentée par notre malade était croisée, c'est-à-dire sans inclinaison sur l'épaule droite. Elle était donc produite par les muscles sterno-cléido-mastoïdien et trapèze, et de plus ces muscles ne présentaient aucune trace de contracture ou de paralysie volontaire. Nous nous trouvions donc là en présence d'un simple fait de prédominance musculaire, comme si la force tonique du sterno-mastoïdien droit n'existant plus ou du moins étant très-diminuée, le gauche entraînait la face à droite par sa seule tonicité. On ne peut pas expliquer autrement cette rotation de la face du côté de la déviation des yeux, et dire, par exemple, que c'était la position des yeux qui nécessitait cette situation de la tête. Il est bien évident, au contraire, que le seul moyen de remédier à la déviation des yeux à droite consiste à tourner la tête à gauche, en sens opposé, car dans ce cas la macula se trouve mieux en face des objets, tandis que dans la position inverse, on ne fait qu'exagérer la gêne de la vue.

La rotation de la face était donc dans notre cas due exclusivement à la tumeur de la moelle allongée. Or, celle-ci, ainsi qu'on l'a vu à l'autopsie, siégeait dans les fibres longitudinales de la calotte, au-devant du noyau commun du facial et de l'abducens, et son volume ne lui permettait pas d'aller toucher les fibres antérieures qui viennent du pédoncule. Il en résulte que cette tumeur avait pu couper les fibres qui unissent les tubercules quadrijumeaux au centre immédiat de la rotation croisée (ruban de Reil), et que, d'autre part, elle n'avait pu atteindre les fibres qui mettent en relation les centres corticaux volontaires et les noyaux rotateurs immédiats; car ces fibres passent par le pédoncule, la partie antérieure de la protubérance et vont se jeter dans les noyaux gris antérieurs par l'intermédiaire des pyramides.

Les symptômes présentés par notre malade s'expliquent alors aisément, en se reportant à la figure 9. Supposons une tumeur située immédiatement au-devant du noyau du moteur oculaire externe gauche; elle pourra sectionner les fibres qui vont au muscle droit externe gauche, et l'anastomose qui se dirige vers le droit interne droit; il en résultera une déviation conjuguée à droite. D'autre part, la tumeur pourra sectionner les fibres qui descendent des tubercules quadrijumeaux aux noyaux rotateurs droits; ceux-ci alors ne reçoivent plus leur influence réflexe, d'où prédominance des gauches et rotation de la face à droite.

Je dis que les noyaux rotateurs droits ne peuvent plus recevoir l'influence réflexe, car, ainsi qu'on l'a vu dans la partie anatomique de ce mémoire, Huguenin pense que les prolongements des tubercules quadrijumeaux et de la couche optique vers l'axe gris ont un trajet direct dans la moelle allongée, et qu'il est probable, au contraire, que ce trajet est croisé dans la moelle épinière. Il en résulte que les noyaux gris qui président à la rotation croisée, et qui sont dans la moelle, reçoivent une influence croisée.

Déviation conjuguée des yeux.

Ce symptôme a été dû évidemment dans notre cas à la lésion du nerf de la sixième paire et de l'anastomose qui l'unit à celui de la troisième du côté opposé. Cette lésion a été très-bien étudiée dans la thèse de Graux; l'observation que je viens de donner et l'autopsie confirment d'une façon précise les conclusions de cette thèse dans ce qu'elles ont de plus important, mais les infirment sur d'autres points que je vais exposer.

Afin que l'on puisse apprécier la différence de nos conclusions, voici en premier lieu celles de Graux, qui concernent 1° la clinique :

« La lésion du noyau de la sixième paire donne lieu à la déviation conjuguée des yeux, et la paralysie du droit interne du côté opposé n'est pas absolue.

« Réciproquement, au point de vue du diagnostic, la présence de cette déviation conjuguée par inaction du droit interne du côté opposé permet d'affirmer, de la façon la plus précise, que le noyau de la sixième paire est intéressé.

« Jamais la paralysie du droit interne de l'autre œil ne s'observe dans la paralysie périphérique de la sixième paire, si près que la lésion soit du noyau. »

Ces conclusions cliniques de Graux ne sont pas absolument exactes, puisque l'autopsie de notre malade les contredit d'une façon formelle.

M. Pierret dit, en effet, que le noyau de la sixième paire était intact et que la lésion portait sur son bout périphérique. Il faut donc que la tumeur ait lésé à la fois et le bout périphérique de la sixième paire et l'anastomose qui va au moteur oculaire commun du côté opposé ; on comprend qu'elle ait pu avoir cette double action sans intéresser nécessairement le noyau ; les symptômes produits seront identiques.

Le cas de Ballet (1) vient également appuyer notre manière
de voir. La tumeur ayant produit la déviation conjuguée
était placée sous le quatrième ventricule à la distance très-
précise de 7ᵐᵐ du plancher; or, le noyau du facial et de
l'abducens est situé immédiatement sous le plancher, et une
tumeur placée à 7ᵐᵐ en avant l'aurait forcément respecté,
ou n'aurait pu agir sur lui que comme irritant.

2° Au point de vue anatomique, Graux a émis l'hypo-
thèse suivante : En anatomie, il existe un faisceau de fibres
nerveuses longitudinales étendues sous le plancher du quatrième ventricule du noyau de la sixième paire d'un côté au
noyau de la troisième paire du côté opposé.

L'autopsie de notre malade ne nous permet pas d'adopter
entièrement cette conclusion, et nous la fait modifier de la
façon suivante :

En anatomie, il existe un faisceau de fibres nerveuses
obliques et périphériques, étendu dans l'isthme de l'encéphale du noyau de la sixième paire d'un côté au tronc périphérique de la troisième paire du côté opposé.

En effet, la tumeur de notre malade, étant située au-
devant du noyau, pour qu'elle pût léser des fibres étendues
longitudinalement sous le plancher du quatrième ventricule
du noyau de la sixième à celui de la troisième paire, il aurait
fallu que ces fibres décrivissent une courbe à convexité antérieure; une tumeur placée dans ces conditions ne peut léser
que des fibres obliques en avant. Le cas de Ballet est encore
plus démonstratif que le nôtre, puisque la tumeur était située à 7ᵐᵐ en avant.

Je dis de plus que ce faisceau de fibres obliques est périphérique et va au tronc de la troisième paire et non pas au noyau.

La physiologie nous enseigne, en effet, que la déviation
des yeux est un acte complètement synchrone, le droit interne d'un côté se contractant en même temps que le droit
externe de l'autre. Or, si le filet anastomatique qui va à la
troisième paire est obligé de passer par un noyau, le fluide

---

(1) *Progrès médical,* septembre 1880, n° 38.

nerveux qui le suivra éprouvera un ralentissement que n'aura pas à subir l'influx passant par le trajet direct du tronc de la sixième paire. C'est là une application des vues physiologiques de M. le professeur Pierret ; pour lui, en effet, les masses grises qui doivent produire des mouvements ou effets synchrones doivent faire passer le courant nerveux par des nerfs de longueur et de disposition analogues.

D'autre part, l'anatomie est d'accord avec la physiologie et l'anatomie pathologique, car Math. Duval (1) dit expressément que cette anastomose est périphérique.

Pour la déviation des yeux, je conclurai donc :

1° Que la déviation conjuguée par paralysie du droit externe et inaction conjuguée du droit interne est due à une lésion portant soit sur le noyau de la sixième paire, soit tout à la fois sur le tronc du nerf et sur l'anastomose qui unit le noyau de l'abducens à l'oculo-moteur du côté opposé ;

2° Que cette anastomose est constituée par un faisceau de fibres obliques et périphériques étendues à travers la moelle allongée du noyau de la sixième paire au tronc de la troisième du côté opposé.

Pour achever cette étude, il ne nous reste plus qu'à comparer à la nôtre les observations de déviation conjuguée des yeux et de rotation de la face dans lesquelles l'autopsie a montré des lésions de la moelle allongée. Au point de vue de l'anatomie pathologique, et surtout de la déviation conjuguée des yeux, la localisation de ces lésions sera fixée en premier lieu, suivant un axe perpendiculaire, au canal encéphalo-médullaire, si elles atteignent la région bulbo-protubérantielle. On peut, en effet, donner le nom de bulbo-protubérantielle à la région déterminée par le plan horizontal antéro-postérieur qui sépare le bulbe de la protubérance et qui contient le noyau et la plus grande partie du trajet central de la sixième paire (fig. 7). Cette région est très-importante, car

(1) *Journal de l'anatomie et de la physiologie* de Robin, mai, juin 1880.

pour qu'une lésion puisse amener directement et par action
locale une déviation conjuguée des yeux, il faut évidemment
qu'elle envahisse le lieu où se trouvent le noyau et les fibres
du moteur oculaire externe. Les autres lésions ne peuvent
agir que par action à distance ou en sectionnant des fibres
qui se rendent à ce noyau et aux faisceaux qui en émanent.
Leur localisation est déterminée, en second lieu, d'une façon
encore plus précise par deux lignes longitudinales paral-
lèles à l'axe gris ; l'une de ces lignes coupe la partie antérieure de la région bulbo-protubérantielle, à laquelle elle
est perpendiculaire, et correspond aux faisceaux volontaires
du pédoncule de Meynert. La seconde coupe perpendiculairement le plan antéro-postérieur en arrière, et correspond
aux faisceaux longitudinaires réflexes de la calotte.

Au point de vue clinique, je prendrai de nouveau pour
guide, dans cet examen comparatif qui sera fait surtout pour
la rotation de la face, l'état de paralysie ou de contracture
des muscles rotateurs. L'état des muscles nous indique, en
effet, si la lésion est de nature paralytique, convulsive, ou
bien encore si elle agit par contracture. Il sera plus important encore de connaître quels sont les muscles qui ont produit la rotation. Est-ce une rotation croisée, c'est-à-dire
sans inclinaison, ou du moins inclinaison très-faible du côté
opposé à la rotation de la face ? Est-ce une rotation directe,
c'est-à-dire se faisant avec inclinaison de la tête du côté de
la rotation de la face ?

On a vu que la rotation directe était produite par les nerfs
cervicaux, et la rotation croisée probablement par la branche
externe du spinal. Le mode de rotation nous indiquera donc
quels sont les nerfs qui ont été intéressés par la lésion.

Cette étude portera, dis-je, presque exclusivement sur la
rotation de la face, car la déviation conjuguée des yeux a
été très-bien exposée au point de vue clinique dans la thèse
de Graux.

Parmi les observations connues de rotation de la face et
des yeux dues à des lésions de la moelle allongée, je ne cite-
rai que celles où les symptômes cliniques et l'autopsie ont

été décrits avec détails et précision : dans les trois premières, il y a rotation de la face et déviation conjuguée ; dans les trois suivantes, la déviation des yeux a été seule notée.

OBSERVATION II (Graux) (1).

Pas de paralysie de la face et des membres. Paralysie du droit externe droit et inertie conjuguée du droit interne gauche. Rotation de la face à gauche. A l'entrée du malade, la tête était fortement inclinée sur l'épaule gauche. Quelques jours après, l'attitude se présentait avec l'aspect suivant : « Debout, le malade ne peut remuer la tête, aussi la porte-t-il inclinée sur l'épaule gauche, et fixée sur les épaules dans une immobilité complète. Lorsqu'on veut le faire regarder de côté, il remue le corps tout d'une pièce pour éviter les mouvements de rotation de la tête ; dès qu'il tourne à droite, il est pris de vertiges et de nausées. » A l'autopsie, on trouve une tumeur du volume d'une petite noisette, logée dans le lobe droit de la protubérance, à l'union de cette dernière et du bulbe, beaucoup plus près de la face ventriculaire que de la face antérieure.

D'après ce qu'on vient de lire, on voit que le malade avait une rotation cervicale ou directe, la tête étant fortement inclinée sur l'épaule du côté de la rotation. Il paraît même que les muscles qui produisent cette rotation (splénius grand oblique gauche) étaient contracturés, puisque dans la description de Graux, il est dit que la tête était fixée dans cette position dans une immobilité complète.

Tous ces symptômes s'expliquent très-bien d'après l'anatomie pathologique.

La tumeur située à droite dans la région bulbo-protubérantielle et dans les faisceaux de la calotte 1° avait détruit le noyau de l'abducens droit, d'où déviation conjuguée à gauche ; 2° par sa périphérie, elle avait irrité les fibres du champ moteur qui se rendent aux nerfs rotateurs cervicaux

____

(1) *Loc. cit.*

du côté gauche (ces fibres étant croisées dans la moelle, Meynert) ; il en était résulté la contracture du splénius gauche, d'où rotation et inclinaison forcée de la tête à gauche ; 3° on peut admettre aussi, mais sans que les symptômes décrits par Graux permettent de l'affirmer, que la tumeur, située à droite, avait sectionné les fibres du champ moteur qui se rendent aux noyaux de la rotation croisée gauche, d'où paralysie de la tonicité du sterno-mastoïdien gauche et rotation à gauche.

Observation III (Desnos) (1).

Paralysie des membres à droite, paralysie faciale droite, déviation conjuguée des yeux à droite, rotation homonyme de la face, qui se présentait avec les symptômes suivants :

« En outre, la tête, légèrement inclinée sur l'épaule droite, était déviée de telle facon que le menton regardait vers l'épaule droite, ainsi que les yeux. Il était difficile de redresser la tête, qui reprenait aussitôt qu'on l'abandonnait à elle-même sa position première. »

Autopsie : Hémorrhagie occupant le lobe gauche de la protubérance à son union avec le bulbe, allant de la partie antérieure jusque sous le plancher du quatrième ventricule, en envoyant vers le lobe droit et la ligne médiane une légère fusée, mais très-peu considérable.

Dans les symptômes donnés plus haut, il m'est impossible de voir exclusivement la paralysie de la branche externe du spinal droit admise par Landouzy (2). Cette difficulté, que l'on éprouvait à redresser la tête inclinée sur l'épaule droite, ne pouvait être due qu'à une contracture des muscles splénius grand oblique de ce côté. La lésion est, du reste, en rapport avec ces symptômes ; l'hémorrhagie située à gauche avait coupé les faisceaux pyramidaux, d'où l'hémiplégie droite, et, en outre, elle avait irrité les fibres qui viennent

(1) *Bulletin de la Société médicale des hôpitaux*, 1879, t. X.
(2) *Progrès médical*, 1879, p. 898.

du centre gauche cortical et qui se rendent du côté opposé aux noyaux de la rotation directe, d'où rotation de la tête avec inclinaison à droite.

Cette hémorrhagie, de même que la tumeur dans le cas de Graux, avait dû également sectionner des fibres et amener par suite des paralysies de certains muscles rotateurs. Mais ces dernières ont été masquées par la contracture, de telle façon que l'on ne peut faire sur elles que des hypothèses. Comme dans le cas précédent, les phénomènes dus aux irritations produites par la lésion ont été faciles à constater ; on ne peut pour cela nier les phénomènes paralytiques, mais il est difficile de savoir quels sont les muscles qui ont été paralysés. Il est, du reste, impossible de rapprocher les troubles fonctionnels des muscles du cou de ceux présentés par les muscles des membres. Prévost dit, en effet, dans sa thèse, et le fait a été vérifié nombre de fois depuis cette époque, qu'il est des cas où l'on trouve une raideur très-énergique des muscles du cou, qui ramène brusquement la tête dans sa position comme le ferait un ressort, en contradiction avec une flaccidité complète des membres. D'autres fois, au contraire, il n'y a aucune trace de contracture du cou, quand il existe une contracture manifeste du côté hémiplégique. On est donc obligé de se guider d'après chaque cas et d'après l'état fonctionnel bien caractérisé que les muscles présentent.

OBSERVATION IV (Bourneville et Debove) (1).

Attaque d'apoplexie. Hémiplégie gauche. Paralysie faciale gauche. Tête légèrement inclinée sur l'épaule droite, yeux légèrement déviés à droite, le cou est flasque.

Huit heures après, face plus déviée à droite, cou un peu raide ; un peu de raideur des membres supérieurs droits. Mort douze heures après le début.

(1) *Bulletin de la Société anatomique*, 1874, p. 422.

Autopsie : Foyer hémorrhagique qui occupe la moitié droite de la protubérance, mais pas tout entière, car tout autour du foyer il reste une coque de tissu nerveux qui l'enveloppe de toutes parts.

Dans ce cas très-remarquable, nous avons une lésion de qualité paralytique siégeant dans la protubérance ou au moins dans son étage moyen. Alors, d'après Prévost, Landouzy, Desnos, le malade devrait regarder sa paralysie, et il regarde sa lésion. De même, on ne peut comprendre, en expliquant toutes les rotations par l'action du spinal, comment la lésion qui siégeait à droite n'a pas amené une paralysie du sterno-mastoïdien gauche (Landouzy) et par suite une rotation à gauche du côté de la paralysie.

Mais si l'on fait attention à ce fait que, ici, la lésion est restée sur la limite de la région bulbo-protubérantielle, et qu'elle ne l'a pas envahie, cette anomalie apparente rentre, au contraire, dans l'ordre.

En effet, l'hémorrhagie située à droite a respecté le nerf et le noyau de la sixième paire du même côté, puisqu'il y avait encore une coque de tissu sain séparant le foyer de la région bulbo-protubérantielle. Il en est résulté que ce nerf a porté les yeux dans la déviation de son côté, c'est-à-dire à droite, soit parce que ses fibres auraient été irritées par le foyer voisin, soit plutôt parce que ce foyer aurait coupé les faisceaux nerveux reliant le centre rotateur cortical droit au noyau de la sixième paire du côté gauche, et par suite paralysie de celui-ci.

Cette observation est donc très-intéressante, puisqu'elle nous montre que les lésions paralytiques qui s'étendent depuis l'écorce jusqu'à la région bulbo-protubérantielle exclusivement (écorce, corps striés, pédoncules, presque toute la protubérance) doivent produire une déviation des yeux du côté de la lésion. Au contraire, les lésions qui produisent une déviation des yeux du côté opposé à la lésion doivent atteindre cette région. On verra plus loin qu'il y a quelques exceptions à cette proposition. La réciproque, du reste, ne serait pas vraie, car il peut très-bien se faire qu'une lésion de la région bulbo-protubérautielle soit assez petite ou produise assez peu d'irritation de voisinage pour ne pas atteindre le noyau et le nerf de la sixième paire, ou tout au moins pour n'attaquer que son trajet périphérique, auquel cas la lésion produirait un strabisme en dedans sans déviation conjuguée véritable.

Quant à la rotation de la face à droite, chez la malade de Bourneville, avec une lésion protubérantielle droite, on a vu plus haut que c'était une rotation directe par paralysie. Bourneville et Debove disent, en effet, expressément que la tête était inclinée à droite sans raideur du cou. Cette position était donc due à la section des fibres qui unissent le centre cortical rotateur droit au noyau gauche de la rotation directe, comme pour la déviation précédente des yeux; par suite, il y avait paralysie des splénius grands obliques gauches, prédominance des droits et rotation avec inclinaison à droite.

Les trois observations qui suivent présentent seulement de la déviation conjuguée des yeux sans rotation de la face. Elles ne font, du reste, que confirmer les considérations précédemment exposées à ce sujet.

Observation V (Féréol) (1).

Déviation conjuguée à droite, hémiplégie alterne incomplète à droite. Autopsie : tubercule à la jonction de la protubérance et du bulbe, occupant la partie gauche de la protubérance.

Observation VI (Hallopeau) (2).

Hémiplégie alterne, déviation conjuguée à droite. Pas de rotation de la face, embolie dans la vertébrale gauche, throm-

---

(1) Thèse de Graux, *loc. cit.*
(2) *Archives de physiologie*, 1876, t. III.

bose du tronc basilaire, anémie de la protubérance, ramollissement du noyau facial abducteur.

OBSERVATION VII (Ballet) (1).

Syphilis cérébrale, paralysie du moteur oculaire externe
à droite, ne manifestant pas de la déviation conjuguée à gauche; hémiplégie gauche totale, mais incomplète. Pas de
rotation de la face.

A l'autopsie, néoplasme occupant le côté droit de la protubérance ; sa partie postérieure est séparée du plancher du
quatrième ventricule par 7 millimètres et du plan antérieur
de la protubérance par 8 millimètres.

Ce fait prouve, ainsi que nous l'avons dit plus haut, qu'il
n'est pas nécessaire que la tumeur envahisse le noyau de la
sixième paire pour produire la déviation conjuguée.

Il résulte de ce qui précède que la rotation de la face est
beaucoup moins connue dans sa physiologie que la déviation
conjuguée des yeux. On a vu, en effet, que tantôt elle se
faisait par des muscles rotateurs croisés, tantôt par des
muscles rotateurs directs ; dans certains cas, c'est la
branche externe du spinal, dans d'autres ce sont les nerfs
cervicaux qui agissent, sans que l'on connaisse la raison de
ces différences. Enfin, au point de vue de la physiologie
pathologique, les lésions qui produisent ces différents modes
de rotation peuvent agir soit directement, en étant situées
dans la partie supérieure de la moelle épinière, soit indirec-
tement en intéressant les fibres qui réunissent les noyaux
rotateurs de la moelle épinière aux centres volontaires de
l'écorce cérébrale, et aux centres réflexes des tubercules
quadrijumeaux.

Une troisième cause vient encore compliquer la question,
c'est que les lésions précédentes n'agissent pas uniquement
par paralysie comme dans notre observation, mais encore

(1) *Progrès médical*, 1880, n° 38.

par contracture, en irritant non-seulement les fibres non
sectionnées qui les environnent (cas de Graux et de Desnos),
mais même encore celles qui ont été sectionnées, d'où la
rotation qui se fait consécutivement en sens inverse, ainsi
que le prouve l'observation suivante :

OBSERVATION VIII (Prévost) (1).

Hémiplégie droite le 25 avril, les yeux et la face tournés
à droite, sans raideur du cou.

26 avril. Tête tournée à gauche, les yeux un peu tournés
à droite.

27 avril. Face tournée fortement à gauche.

Autopsie : Petit ramollissement du côté gauche de la protubérance à son étage moyen, près de sa face inférieure.

Il paraît bien évident, d'après cette observation, que la
rotation de la face produite par paralysie s'est transformée
en rotation à gauche par la contracture qui a envahi les muscles précédemment paralysés. C'est, du reste, l'opinion de
Landouzy (2).

Les lois de la rotation de la face sont donc encore assez
obscures, et ce n'est qu'en étudiant minutieusement dans
chaque cas particulier les symptômes de paralysie ou de
contracture et le mode de rotation, que l'on pourra élucider
complètement cette question. Ce qu'on peut dire de plus
général, c'est qu'elle se fait presque toujours du même côté
que la déviation des yeux, qu'elle manque plus souvent que
ce dernier symptôme dans les lésions de la moelle allongée,
et que l'état fonctionnel des muscles qui la produisent n'est
dans aucun rapport avec celui des membres.

Les phénomènes sont, au contraire, beaucoup plus simples
pour la déviation conjuguée des yeux. Elle se produit par
deux muscles et un seul nerf. De plus, on connaît la localisation précise du point qu'il faut léser pour que cette dévia-

(1) Observation LII de sa thèse. Paris, 1868,
(2) *Progrès médical*, loc. cit.

tion se fasse du côté opposé à la lésion, point qui est la partie postérieure de la région bulbo-protubérantielle, ainsi que l'a montré l'observation de Bourneville.

Cette règle n'est pas absolue; car on sait que des lésions du cervelet peuvent s'accompagner de déviation du côté de la paralysie sans qu'on en sache les causes physiologiques. De même il pourrait se faire qu'une lésion située au-dessous des tubercules quadrijumeaux dans les faisceaux de la calotte, mais plus haut que le noyau de l'abducens, amenât une déviation conjuguée du côté opposé à la lésion par le mécanisme de la rotation de la face de notre malade. En effet, les fibres unissant les tubercules quadrijumeaux au noyau de l'abducens du même côté seraient coupés, et par suite prédominance tonique de l'abducens du côté opposé et déviation des yeux du côté opposé à la lésion.

Il résulte de ce que nous venons de dire que la loi de Prévost et Landouzy qui admet la protubérance parmi les régions qui amènent une déviation conjuguée du côté de la paralysie n'est pas absolument exacte. Je crois qu'il faut dire non pas protubérance, mais région bulbo-protubérantielle. La déviation conjuguée des yeux se fera donc :

1° Du côté de la lésion dans les affections paralysantes des hémisphères des pédoncules (de Meynert) et de la protubérance, pourvu que dans ce dernier cas la région bulbo-protubérantielle soit respectée.

2° Du côté opposé à la lésion, dans les lésions de la région bulbo-protubérantielle, faisceaux de la calotte et cervelet. Je fais des réserves pour ce dernier organe, car les faits sont contradictoires.

J'ajouterai la remarque suivante , c'est que lorsque la déviation conjuguée des yeux par paralysie complète de la sixième paire , c'est-à-dire avec inertie du droit interne opposé, aura fait diagnostiquer une lésion atteignant la région bulbo-protubérantielle, on pourra en outre localiser la lésion, soit dans la partie antérieure de cette région, soit dans sa partie postérieure seule : toutes les lésions de la partie antérieure s'accompagneront, en effet, de phénomènes pathologiques du côté des membres (Desnos, Hallopeau, Ballet). S'il n'y a rien du côté des membres, la lésion sera au contraire localisée dans la partie postérieure, dans les faisceaux de la calotte (cas de Graux et le nôtre).

CONCLUSIONS.

I. — Au point de vue de la déviation conjuguée des yeux :

1° Le nerf moteur oculaire externe fournit une anastomose constituée par des fibres périphériques, allant obliquement à travers la moelle allongée du noyau de la sixième paire au tronc de la troisième du côté opposé.

2° Toute lésion portant, soit sur le noyau, soit à la fois sur le tronc de la sixième paire et sur l'anastomose qui va vers l'oculo-moteur du côté opposé, amène une déviation conjuguée des yeux.

3° La déviation conjuguée des yeux par paralysie du droit externe et inaction conjuguée du droit interne opposé, et se faisant du côté des muscles paralysés, est due à une lésion atteignant la région bulbo-protubérantielle dans sa partie postérieure, dans un territoire comprenant le noyau de la sixième paire et une zone périphérique.

4° On peut aussi rencontrer une déviation conjuguée des yeux opposée à la lésion, quand celle-ci siége dans le cervelet ou dans la partie des faisceaux de la calotte qui s'étend entre les tubercules quadrijumeaux et le noyau de l'abducens.

5° La déviation conjuguée des yeux se fait du côté de la lésion quand celle-ci siége dans les hémisphères, le pédoncule de Meynert et la protubérance, pourvu que dans ce dernier cas la région bulbo-protubérantielle ne soit pas atteinte.

II. — Au point de vue de la rotation de la face :

1° En anatomie, les noyaux rotateurs et spécialement ceux du spinal sont en connexion avec des fibres longitudinales de la calotte qui les relient aux tubercules quadri-jumeaux du côté opposé.

2° En physiologie, il en résulte que les tubercules quadri-jumeaux ont une influence réflexe sur la rotation de la face.

3° En pathologie, la section des fibres de communication amène une rotation de la face du côté opposé par prédominance tonique du noyau antagoniste.

Mais la volonté exerce son influence sur les deux groupes antagonistes, de telle façon que la rotation de la face disparaît momentanément sous son influence.

Lyon, Association typographique. — T. GIRAUD, rue de la Barre, 12,

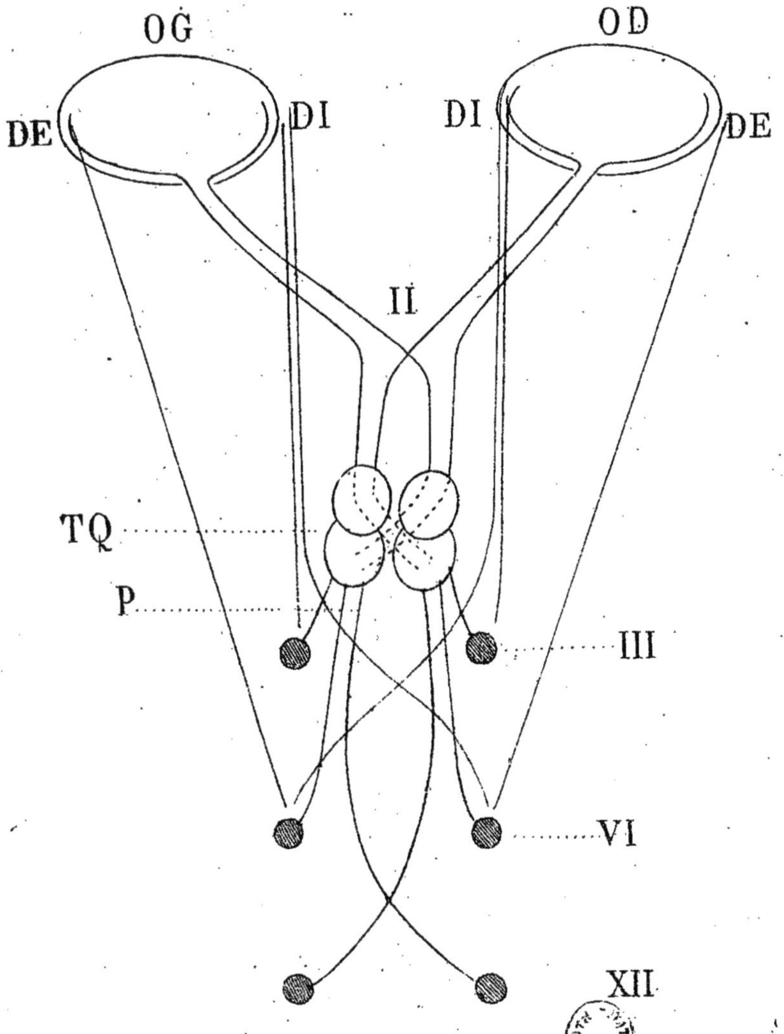

FIG. 9. — Schéma de l'association de la déviation conjuguée des yeux et de la rotation de la face. O G. O D. œil gauche, œil droit — II nerf optique — III noyau de l'oculo-moteur commun. — VI noyau du moteur oculaire externe. — XII noyau du spinal ou noyau de la rotation croisée. — TQ tubercules quadrijumeaux. — P fibres allant de ces tubercules aux noyaux précédents.

www.ingramcontent.com/pod-product-compliance
Ingram Content Group UK Ltd.
Pitfield, Milton Keynes, MK11 3LW, UK
UKHW021013120726
13693UKWH00005B/1945